# BEI GRIN MACHT SICH IHR
# WISSEN BEZAHLT

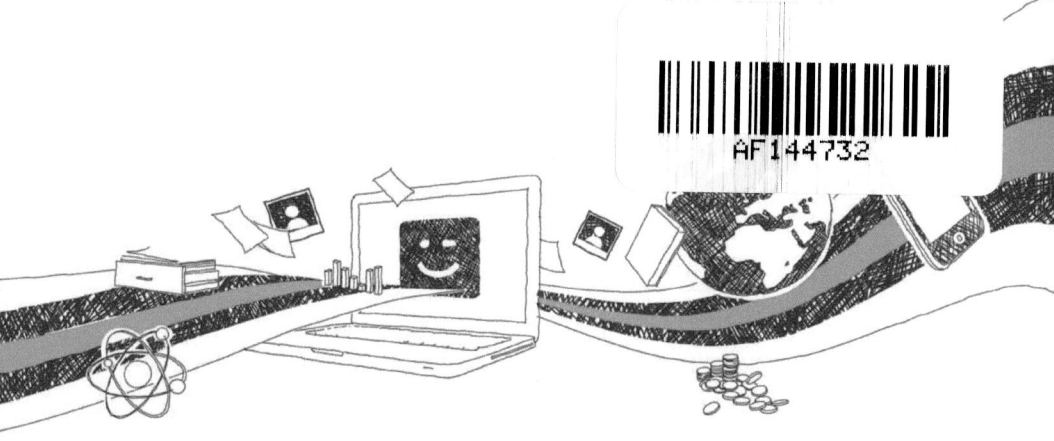
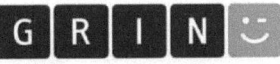

**Bibliografische Information der Deutschen Nationalbibliothek:**

Die Deutsche Bibliothek verzeichnet diese Publikation in der Deutschen National-
bibliografie; detaillierte bibliografische Daten sind im Internet über http://dnb.d-
nb.de/ abrufbar.

**Impressum:**

Copyright © 2005 GRIN Verlag, Open Publishing GmbH
Druck und Bindung: Books on Demand GmbH, Norderstedt Germany
ISBN: 978-3-668-13683-0

**Dieses Buch bei GRIN:**

http://www.grin.com/de/e-book/278220/modelle-des-qualitaetsmanagements

Rudolf Kutz

# Modelle des Qualitätsmanagements

GRIN Verlag

# Modelle des Qualitätsmanagements

Rudolf Kutz

# Inhaltsverzeichnis

# 1 Einleitung

Qualitätsmanagement in den Institutionen des Gesundheitswesens heißt nichts anderes, als dass ein Kunde ein Recht darauf hat, eine Behandlung zu erhalten, die dem gegenwärtigen Stand der wissenschaftlichen Erkenntnisse entspricht, d.h. Diagnose, Therapie und Nachsorge basieren auf Evidenz-based-Erkenntnissen, sind wissenschaftlich belegbar bzw. gelten als ,State of the Art' der Behandlung. Der Stand der wissenschaftlichen Erkenntnisse muss aber formuliert sein und Verbindlichkeit beanspruchen können, so dass bei den Patienten ein nachhaltiges Vertrauen in die Arbeitsweisen der Institutionen des Gesundheitssystems entwickelt werden kann und dieses System nur dann in Anspruch genommen wird, wenn es notwendig ist. Die Notwendigkeit der Inanspruchnahme wiederum kann nur dann gewährleistet werden, wenn in der Bevölkerung ein hinreichendes Wissen über Bagatellkrankheiten existiert, d.h. eine Information über Gesundheit und relativ eindeutige Hinweise auf Bagatellerkrankungen, die keiner unmittelbaren professionellen Intervention bedürfen.

Um die Ziele des Qualitätsmanagements zu erreichen, haben sich verschiedene Organisationen mit der expliziten Ausgestaltung von Qualitätsmanagementkonzepten beschäftigt. Der TÜV mit Hilfe der DIN-EN-ISO 9000 ff., die Krankenkassen mit ihrer KTQ (Konferenz für Transparenz und Qualitätsmanagement im Gesundheitswesen) und auf europäischer Ebene die EFQM (European Foundation for Quality Management), wobei das Basismodell der KTQ auf das EFQM-Modell zurückgreift.

Generell darf man unterstellen, dass die Ähnlichkeit der Modelle frapierend ist und alle – gleichgültig ob aus den USA, der Schweiz, Niederlande, Schweden usw. – das Basismodell von Donabidian (1966) (Struktur-, Prozess- und Ergebnisqualität) für ihre Ausgestaltungen in Anspruch nehmen. Insofern dürfte keine dieser Institutionen Originalitäts- oder Patentansprüche anmelden, denn dafür sind die Differenzen zu gering.

Vor diesem Hintergrund vereinigt das PQM-Modell (Patientenorientiertes Qualitätsmanagement) die einzelnen Konzepte zu einem Integrationsmodell, dessen oberste Priorität die Patienten- bzw. Kundenorientierung ist.

## 2 Das europäische Modell für Umfassendes QM (2001)

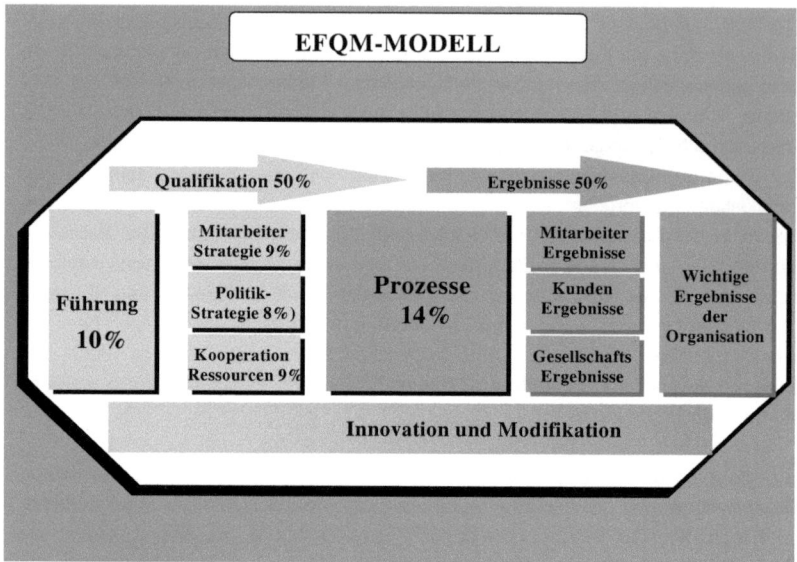

**Abb. 1:** EFQM-Modell

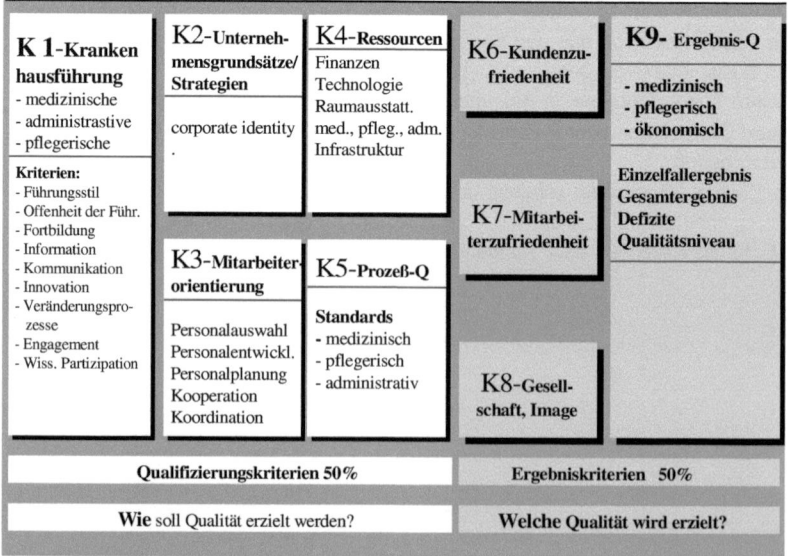

**Abb. 2:** EFQM-Kriterien (EFQM 2000)

## (1) Führung

**Definition:** Das Verhalten aller Führungskräfte, um das Unternehmen zu Umfassender Qualität zu führen.

**Aus der Selbstbewertung sollte hervorgehen:**

   **1a.** Wie Führungskräfte ihr Engagement für eine Kultur des TQM sichtbar unter Beweis stellen.

   **1b.** Wie Führungskräfte den Verbesserungsprozess und die Mitwirkung daran fördern, indem sie geeignete Ressourcen zur Verfügung stellen und Unterstützung gewähren.

   **1c.** Wie Führungskräfte sich um Kunden und Lieferanten und um andere externe Organisationen bemühen.

   **1d.** Wie Führungskräfte Anstrengungen und Erfolge der Mitarbeiter anerkennen und würdigen.

## (2) Politik & Strategie

**Definition:** Daseinszweck, Wertesystem, Leitbild und strategische Ausrichtung des Unternehmens sowie die Art und Weise der Verwirklichung dieser Aspekte.

**Aus der Selbstbewertung sollte hervorgehen:**

   **2a.** Wie Politik und Strategie auf relevanten und umfassenden Informationen beruhen.

   **2b.** Wie Politik und Strategie entwickelt werden.

   **2c.** Wie Politik und Strategie bekanntgemacht und eingeführt werden.

   **2d.** Wie Politik und Strategie regelmäßig aktualisiert und verbessert werden.

## (3) Mitarbeiterorientierung

**Definition:** Der Umgang des Unternehmens mit seinen Mitarbeitern.

**Aus der Selbstbewertung sollte hervorgehen:**

   **3a.** Wie Mitarbeiterressourcen geplant und verbessert werden.

   **3b.** Wie die Fähigkeiten der Mitarbeiter aufrechterhalten und weiterentwickelt werden.

   **3c.** Wie Ziele mit Mitarbeitern vereinbart und die Leistungen kontinuierlich überprüft wird.

   **3d.** Wie die Mitarbeiter beteiligt, zu selbstständigem Handeln autorisiert und ihre Leistungen anerkannt werden.

**3e.** Wie ein effektiver Dialog zwischen den Mitarbeitern und der Organisation erreicht wird.

**3f.** Wie für die Mitarbeiter gesorgt wird.

## (4) Ressourcen

**Definition:** Wie die Ressourcen des Unternehmens wirksam zur Unterstützung der Unternehmenspolitik und -strategie entfaltet werden.

### Aus der Selbstbewertung sollte hervorgehen:

**4a.** Wie die Organisation ihre finanziellen Ressourcen handhabt.

**4b.** Wie die Organisation ihre Informations-Ressourcen handhabt.

**4c.** Wie die Organisation ihre Beziehungen zu Lieferanten handhabt und wie Material bewirtschaftet wird.

**4d.** Wie die Organisation Gebäude, Einrichtungen und anderes Anlagevermögen handhabt.

**4f.** Wie die Organisation Technologie und geistiges Eigentum handhabt.

## (5) Prozesse

**Definition:** Wie Prozesse identifiziert, überprüft und gegebenenfalls geändert werden, um eine ständige Verbesserung der Geschäftstätigkeit zu gewährleisten.

### Aus der Selbstbewertung sollte hervorgehen:

**5a.** Wie die für den Geschäftserfolg wesentlichen Prozesse identifiziert werden.

**5b.** Wie Prozesse systematisch geführt werden.

**5c.** Wie Prozesse überprüft und Verbesserungsziele gesetzt werden.

**5d.** Wie Prozesse durch Innovation und Kreativität verbessert werden.

**5e.** Wie Prozesse geändert werden und der Nutzen der Änderung bewertet wird.

## (6) Kundenzufriedenheit

**Definition:** Was das Unternehmen im Hinblick auf die Zufriedenheit seiner externen Kunden leistet.

### Aus der Selbstbewertung sollte hervorgehen:

**6a.** Die Beurteilung der Produkte, Dienstleistungen und Kundenbeziehungen der Organisation aus der Sicht der Kunden.

**6b.** Zusätzliche Meßgrößen, die sich auf die Zufriedenheit der Kunden mit der Organisation beziehen.

## (7) Mitarbeiterzufriedenheit

**Definition:** Was das Unternehmen im Hinblick auf die Zufriedenheit seiner Mitarbeiter leistet.

**Aus der Selbstbewertung sollte hervorgehen:**

**7a.** Die Beurteilung der Organisation aus der Sicht der Mitarbeiter.
**7b.** Zusätzliche Messgrößen, die sich auf die Zufriedenheit der Mitarbeiter mit der Organisation beziehen.

## (8) Gesellschaftliche Verantwortung

**Definition:** Was das Unternehmen im Hinblick auf die Erfüllung der Bedürfnisse und Erwartungen der Öffentlichkeit insgesamt leistet. Dazu gehören die Bewertung der Öffentlichkeit bezüglich der Einstellung des Unternehmens zu Lebensqualität, Umwelt und Erhaltung der globalen Ressourcen sowie der unternehmensinternen Maßnahmen in diesem Zusammenhang.

**Aus der Selbstbewertung sollte hervorgehen:**

**8a.** Beurteilung durch die Gesellschaft
**8b.** Zusätzliche Messgrößen mit Bezug auf die Zufriedenheit.

## (9) Geschäftsergebnisse

**Definition:** Was das Unternehmen im Hinblick auf seine geplanten Unternehmensziele und die Erfüllung der Bedürfnisse und Erwartungen aller finanziell am Unternehmen Beteiligten sowie bei der Verwirklichung seiner geplanten Geschäftsziele leistet.

**Aus der Selbstbewertung sollte hervorgehen:**

**9a.** Die finanziellen Messgrößen für die Leistung der Organisation.
**9b.** Die zusätzlichen Messgrößen für die Leistung der Organisation.

## Ergebnisse

**Bewertet wird jedes Teilkriterium der Ergebnisse durch Kombination von zwei Faktoren:**
1) Den Gütegrad ihrer Ergebnisse
2) Den von ihren Ergebnissen erfaßte Bereiche (Umfang)

| Ergebnisse | Bewertung | Umfang |
|---|---|---|
| • Anekdotisch | 0 % | Ergebnisse betreffen wenig relevanten Bereiche und Tätigkeiten |
| • Einige Ergebnisse zeigen positive Trends.<br>• In einigen Fällen Übereinstimmung mit den eigenen Zielen. | 25 % | Ergebnisse betreffen einige relevante Bereiche und Tätigkeiten |
| • Einige Ergebnisse zeigen positive Trends seit mindestens 3 Jahren.<br>• In vielen Bereichen Übereinstimmung mit den eigenen Zielen.<br>• Einige Vergleiche mit anderen Unternehmen.<br>• Einige Ergebnisse sind auf das Vorgehen zurückzuführen | 50 % | Ergebnisse betreffen viele relevante Bereiche und Tätigkeiten |
| • Die meisten Ergebnisse zeigen deutliche positive Trends seit mindestens 3 Jahren.<br>• Günstige Vergleiche mit den eigenen Zielen in vielen Bereichen.<br>• Günstige Vergleiche mit anderen Unternehmen in vielen Bereichen.<br>• Viele Ergebnisse sind auf das Vorgehen zurückzuführen. | 75 % | Ergebnisse betreffen die meisten relevanten Bereiche und Tätigkeiten |
| • Deutliche positive Trends in allen Bereichen seit mindestens 5 Jahren.<br>• Vorzügliche Vergleiche mit eigenen und Zielen anderer Unternehmen in den me    isten Bereichen.<br>• "Klassenbester" in vielen Tätigkeitsbereichen.<br>• Ergebnisse sind eindeutig auf das Vorgehen zurückzuführen.<br>• Positive Anzeichen, daß Spitzenposition beibehalten wird | 100 % | Ergebnisse betreffen alle relevanten Bereiche und Tätigkeiten |

Für die Bewert. kann der Assessor entweder einen der oben angeg. Werte (0-100%)wählen oder einen interpolierten Wert.

## Befähiger

Bewertet wird jedes Teilkriterium durch Kombination von zwei Faktoren:
    1) Den Gütegrad ihres Vorgehens
    2) Den Grad der Umsetzung ihres Vorgehens

| Vorgehen | Bewertung | Umsetzung |
|---|---|---|
| Anekdotisch oder ohne Wertschöpfung. | 0 % | wenig effektive Anwendung |
| • Einige Anzeichen für fundierte Ansätze und auf Vorbeugung beruhende Systeme.<br>• Wird gelegentlich überprüft. | 25 % | Bei etwa einem Viertel des Potentials angewandt, wenn man alle relevanten Bereiche und Tätigkeiten berücksichtigt. |
| • Teilweise Integration in normale Geschäftstätigkeit<br>• Nachweis für fundiertes systematisches Vorgehen und auf Vorbeugung beruhende Systeme.<br>• Wird regelmäßig auf geschäftliche Effektivität überprüft.<br>• Gute Integration in normale Geschäftstätigkeit und Planung | 50 % | Bei etwa der Hälfte des Potentials angewandt, wenn man alle relevanten Bereiche und Tätigkeiten berücksichtigt. |
| • Klarer Nachweis für fundiertes systematisches Vorgehen und auf Vorbeugung beruhende Systeme.<br>• Klarer Nachweis für Verfeinerung und verbessert Effektivität durch Überprüfungszyklen.<br>• Gute Integration in normale Geschäftstätigkeit und Planung. | 75 % | Bei etwa drei Viertel des Potentials angewandt, wenn man alle relevanten Bereiche und Tätigkeiten berücksichtigt. |
| • Klarer Nachweis für fundiertes systematisches Vorgehen und auf Vorbeugung beruhende Systeme.<br>• Klarer Nachweis für Verfeinerung und verbessert Effektivität durch Überprüfungszyklen.<br>• Vorgehen ist vollkommen in normale Arbeitsabläufe integriert. Könnte als Vorbild für andere Unternehmen dienen. | 100 % | Beim gesamten Potentential in allen relevanten Bereichen und Tätigkeiten angewandt. |

# 3  Das Modell der KTQ (2000)

| KTQ-Kriterien | | | | | |
|---|---|---|---|---|---|
| Patientenorientierte Kriterien | Mitarbeiterorientierung | Sicherheit | Informationswesen | Führung | Qualitätsmanagement |
| Aufnahme | Planung des Personals | Gewährleistung sicherer Umgeb. | Umgang mit Patientendaten | Entwicklung Leitbild | Umfassendes QM |
| Ersteinschätzung | Sicherstellung Qualifikation | Hygiene | Informationsweiterleitung | Zielplanung | Qualitätsmanagementsystem |
| Planung der Behandlung | Sicherstellung der Integration | Bereitstellung Material | Informationstechnologie | Effektive/effiz. Krankenhausf. | Sammlung/Anal. Qualitätsrelevantet Daten |
| Behandlung | | | | Erfüllung eth. Aufgaben | |
| Entlassung | | | | | |
| Prüfung der Patientenorient. | | | | | |

**Abb. 3:** KTQ-Kriterien

## Patientenorientierung in der Krankenversorgung

### 1.1  Aufnahme
1.1.1  Erreichbarkeit des Krankenhauses
1.1.2  Orientierung im Krankenhaus
1.1.3  Integration von Patienten während der Aufnahme
1.1.4  Koordinierung der Patientenaufnahme

### 1.2  Ersteinschätzung
1.2.1  Erhebung eines Patientenstatus
1.2.2  Nutzung bisheriger Patienteninformationen

### 1.3  Planung der Behandlung
1.3.1  Festlegung des Behandlungsprozesses
1.3.2  Integration von Patienten in die Behandlungsplanung

### 1.4  Durchführung der Behandlung
1.4.1  Kooperation mit allen Beteiligten der Patientenversorgung
1.4.2  Integration von Patienten in die Behandlung
1.4.3  Durchführung einer hochwertigen und umfassenden Behandlung
1.4.4  Anwendung von Leitlinien und Pflegestandards
1.4.5  Durchführung einer evidenz-basierten Medizin

## 4. Informationswesen

## 5. Krankenhausführung

## 5.4 Erfüllung ethischer Aufgaben
5.4.1 Schutz von Patientenbedürfnissen
5.4.2 Berücksichtigung ethischer Problemstellungen

## 6. Qualitätsmanagement

### 6.1 Umfassendes Qualitätsmanagement
6.1.1 Einbindung aller Krankenhausbereiche in das Qualitätsmanagement
6.1.2 Verfahren zur Entwicklung, Vermittlung und Evaluation von Qualitätszielen

### 6.2 Qualitätsmanagementsystem
6.2.1 Organisation des Qualitätsmanagements
6.2.2 Durchführung interner qualitätssichernder Maßnahmen
6.2.3 Entwicklung von Leitlinien und Pflegestandards

### 6.3 Sammlung und Auswertung
6.3.1 Sammlung qualitätsrelevanter Daten
6.3.2 Analyse und Nutzung qualitätsrelevanter Daten

(Zur weiteren Detaillierung siehe KTQ 2000)

## 4  DIN-EN-ISO 9000 ff

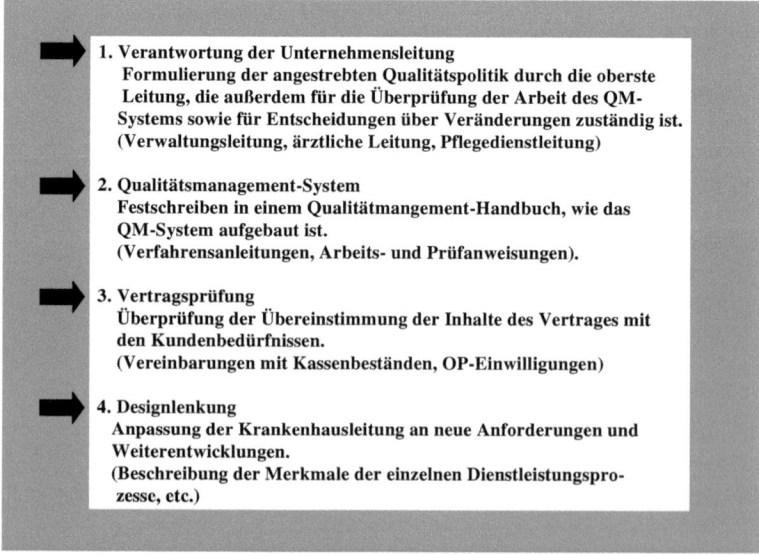

1. **Verantwortung der Unternehmensleitung**
   Formulierung der angestrebten Qualitätspolitik durch die oberste Leitung, die außerdem für die Überprüfung der Arbeit des QM-Systems sowie für Entscheidungen über Veränderungen zuständig ist.
   (Verwaltungsleitung, ärztliche Leitung, Pflegedienstleitung)

2. **Qualitätsmanagement-System**
   Festschreiben in einem Qualitätmangement-Handbuch, wie das QM-System aufgebaut ist.
   (Verfahrensanleitungen, Arbeits- und Prüfanweisungen).

3. **Vertragsprüfung**
   Überprüfung der Übereinstimmung der Inhalte des Vertrages mit den Kundenbedürfnissen.
   (Vereinbarungen mit Kassenbeständen, OP-Einwilligungen)

4. **Designlenkung**
   Anpassung der Krankenhausleitung an neue Anforderungen und Weiterentwicklungen.
   (Beschreibung der Merkmale der einzelnen Dienstleistungsprozesse, etc.)

**5. Lenkung der Dokumente**
Definition der Relevanz von Daten, Regelungen für die Verteilung
und Steuerung von Daten und Dokumenten unter Berücksichtigung
von Datenschutz und Schweigepflicht.
(Verfahrensanweisungen, Arbeitsanweisungen, OP-Pläne etc.)

**6. Beschaffung**
Beschaffung von Dienstleistungen und Gegenständen
(Lieferantenauswahl, Krankenhausapotheke)

**7. Vom Auftraggeber beigestellte Produkte**
Vorgegebene Bedingungen, wie Gegenstände der Patienten behandelt
werden müssen (Handhabung und Schutz des Patienteneigentums)

**8. Identifikation und Rückverfolgbarkeit von erbrachten Leistungen**
Leistungsdokumentation für jeden einzelnen Patienten. Was wurde von wem
wann erbracht?

**9. Prozeßlenkung**
Standardsanwendung bei der direkten Leistungserbringung am Patienten.
(Prozeß)
(Arbeitsanweisungen spezifisch auf jede Arbeit im Krankenhaus abgezielt)

---

**10. Untersuchungen**
Eingangs-, Zwischen-, und Endprüfungen bei extern und intern  erbrach-
ten Leistungen. (Hilfsmittel zur Prozeßlenkung), (Geräteprüfung,
Blutdruck etc.)

**11. Prüfmittel**
Regelmäßige Wartung und Überprüfung der Prüfmittel
(Prüfmittel vor Verstellung schützen, Verfalldaten von Diagnostica
dokumentieren)

**12. Prüfstatus**
Sicherstellung der Meldung von Prüfergebnissen. Nachfolgender
Arbeitsschritt kann erst nach Überprüfung des vorangegangenen
getätigt werden. (Fieberthermometer, Waagen, Diagnostica etc.)

**13. Lenkung fehlerhafter Produkte**
Verfahrensfeststellung bei Komplikationen. Was geschieht mit dem
fehlerhaften Produkt? (Verdorbene Lebensmittel, Arzneimittelverwechs-
lung etc.)

**14. Korrekturmaßnahmen**
Fehlererkennung, Fehlervermeidung, Fehlerabstellung.
(Nachdosieren, Medikament absetzen etc.)

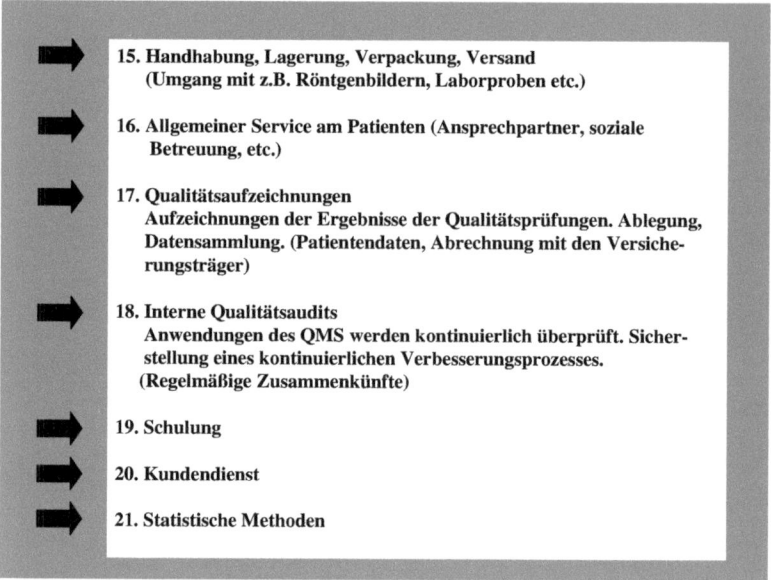

15. Handhabung, Lagerung, Verpackung, Versand
(Umgang mit z.B. Röntgenbildern, Laborproben etc.)

16. Allgemeiner Service am Patienten (Ansprechpartner, soziale
Betreuung, etc.)

17. Qualitätsaufzeichnungen
Aufzeichnungen der Ergebnisse der Qualitätsprüfungen. Ablegung,
Datensammlung. (Patientendaten, Abrechnung mit den Versiche-
rungsträger)

18. Interne Qualitätsaudits
Anwendungen des QMS werden kontinuierlich überprüft. Sicher-
stellung eines kontinuierlichen Verbesserungsprozesses.
(Regelmäßige Zusammenkünfte)

19. Schulung

20. Kundendienst

21. Statistische Methoden

Auch für die DIN-EN-ISO existieren Handbücher, die Detaillierungen enthalten.

# 5 Patientenorientiertes Qualitäts-Management (PQM)

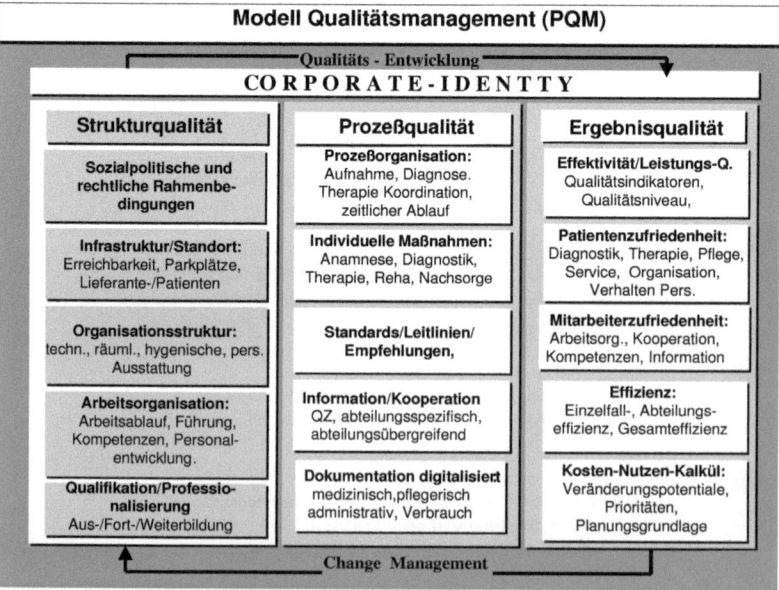

**Abb. 4:** Dimensionen des PQM

Während DIN-EN-ISO, KTQ und EFQM eine Differenzierung nach unterschiedlichen Kriterien vornehmen und bei der KTQ das Qualitätsmanagement sogar noch als Unterpunkt behandelt wird, soll das PQM-Modell die Integration der Ansätze präferieren, ohne einen besonderen Anspruch der Originalität. Im Gegensatz zu den anderen Modellen wird die Corporate Identity als übergeordnetes Kriterium – gemäß den Ansätzen des Marketing – benutzt. Denn Corporate Identity verkörpert die für das Unternehmen wichtigen Zielvorstellungen und Ausgangspositionen. Ebenso sind dort die Bereiche skizziert, die unter dem Begriff der Organisationsentwicklung bekannt sind. Ein Unternehmen, das die Führung an die erste Stelle eines QM-Modells setzt, vernachlässigt die TQM-Modalitäten und betrachtet QM eher als Führungskonzeption, die häufig auf die Produktqualität gerichtet ist, nicht als Konzeption, die das gesamte Unternehmen einschließt. Qualitätsmanagement beinhaltet eben nicht nur die Qualität eines Produktes, sondern die Qualität eines Gesamtunternehmens. Dies scheint auch der Grund dafür zu sein, dass neuerdings immer häufiger Marketing-Konzepte in Pflege und Behandlung diskutiert werden. Dabei vergisst man nur, dass QM eine Unternehmensphilosophie begründet, die Qualität in allen Bereichen eines Unternehmens transparent und messbar machen will. Es ist ein Unterschied, ob ein Unternehmen rigide Organisationsstrukturen und Führungshierarchien präferiert oder flexible, offene und teamorientierte Strukturen. Es ist gleichwohl ein Unterschied, ob ein Unternehmen die Kundenbedürfnisse in den Mittelpunkt seiner Arbeit stellt oder Ansprüche und Forderungen seines Führungspersonals. Der Kontext zwischen Teamorientierung im Führungsbereich und entsprechende Umsetzung in der Arbeitsorganisation (Kooperation) und Kundenbehandlung müßte deshalb bekannt sein, weil gleichermaßen ein Kontext zwischen starren Hierarchien, autoritärem Führungsstil und einer funktionalen Behandlung der Kunden existiert. Der Anspruch nach Integration, Kooperation und Koordination der Leistungen kann nur dort umgesetzt werden, wo Mitarbeiter- und Kundenzufriedenheit als explizite Zielformulierung des Unternehmens in der Corporate Identity fixiert und durch eine interne Kontrolle auch überprüft werden. Ebenfalls– sind die Instrumente transparent zu machen, die intern eine Qualitätskontrolle realisieren. Die Corporate identity ist die Unternehmensphilosophie, in der die Grundsätze für die Qualität der Produkte und Dienstleistungen, die Ziele des Unternehmens und die Art des Umgangs mit Kunden und Mitarbeitern explizit formuliert werden, so dass für jeden, der die Dienste des Unternehmens in Anspruch nehmen will, transparent ist, was er erwarten kann. Im Falle erhöhter regionaler Konkurrenzsituationen muß ein Kunde differenzieren und selektieren können und das Unternehmen muß sein spezifisches Image kundenspezifisch veröffentlichen.

# Literaturverzeichnis (inklusive weiterführender Literatur)

Asklepios Kliniken GmbH: III. Asklepios Symposium, Kronberg 1998

Badura, B., Strodholz, P.: (1998) Qualitätsförderung, Qualitätsforschung und Evaluation im Gesundheitswesen, in Schwartz, F. W., Badura, B., Leidl, R., Raspe, H., Siegrist, J. (Hrsg.): Das Public Health Buch, S. 574ff

Besken, F/Kunczik, Th.: Frühzeitige Therapie kann Milliarden sparen. Der Kassenarzt 42 (1991) 36-42

Beyer, J.: Pflegemodelle von Morgen, Altenpflege 17 (1992) 4, 256-259

Beyer, J.: Pflegeziel Wohlbefinden, Altenpflege 17 (1992) 7, 447-449

Bierhoff, H.W.; G.F. Müller: Kooperation in Organisationen. Zschr. f. Arbeits- und Organisationspsychologie 37 (1993) 42-51

*Böcken, Jan; Butzlaff, Martin; Esche, Andreas (Hrsg.): Reformen im Gwesundheitswesen, Gütersloh (2000), Bertelsmann Verlag*

*Büssing, Andre; Glaser, Jürgen: Mitarbeiter- und Patientenorientierung in der Pflege als Teil des QM, Pflege 2001: 339-350*

Corbie, Jean Paul: Defizite im Gesundheitswesen, München 2003, http:www.wissen24.de

Donabedian, A.: Evaluating the Quality of Medical Care. Milbank Mem Fund Quart 44 (1966) 166-203

Donabedian, A.: Evaluating physician competence. Conference on assessing physician performance in ambulatory care, American Society of internal Medicine, San Francisco 1976

Donahue, Tina: ISO, EFQM, BALDRIDGE and HEALTH CARE ACCREDITATION - a comparison, in Asklepios Kliniken GmbH: IV. Asklepios Kongreß, Kronberg 1998

Donahue, Tina: Joint Commision on Accreditation of Healthcare Organizations, in Asklepios Kliniken GmbH: IV. Asklepios Kongreß, Kronberg 1998

Enghofer, E., K. Winkler: Qualitätssicherung in der Onkologie - Grundlagen und Definitionen, Hrsg.: Deutsche Krebsgesellschaft, München, Bern (1995)

Eiff, Wilfried von: Führung und Motivation im Krankenhaus, Stuttgart Berlin Köln (2000), Verlag W. Kohlhammer

Gabanyi, Monika: Qualitätssicherung in der ambulanten Pflege, (BASYS) (1995)

Gaeredts M: Qualitätsbewertung in amerikanischen Managed-Care-Organisationen, Gesundh.ökon.Qual.mang. 4, 1999: 4-13

Gebert, A. J.: Evaluation und Qualitätssicherung in Health Maintenance Organization, Deutsche Rentenversicherung, 8-9 (1989) 494-501

Giebing, H.: Qualitätssicherung in den Niederlanden. Die Schwester/Der Pfleger 30 (1991) 12ff.

Glaeske Gerd, Wuppertal: „Qualitätszirkel – Instrument zur Optimierung der Arzneimittelversorgung". Die Ersatzkasse 12/96: 447-452

Glaeske Gerd, Wuppertal: „Qualitätszirkel". Die Ersatzkasse (1996) 447-452.

Görres, S.: Gesundheits- und Qualitätszirkel Teil I, Pflege 5 (1992) 2: 127-132

Görres, S.: Gesundheits- und Qualitätszirkel Teil II, Pflege 5 (1992) 2: 177-182

Görres, Stefan; Hinz, Ingo M.; Reif, Karl: Pflegevisite: Möglichkeiten und Grenzen, Pflege 2002: 25-32

Grossarth-Maticek, Ronald: „Krankheit als Biographie". Berlin 1979

Großpietzsch, R.; S. M. Großpietzsch: Die Wahrheitsfrage in der sozialmedizinischen Begutachtung. Öff. Gesundh-Wes. 48 (1986) 277-280

Hansis, M.: Medizinische und administrative abteilungsinterne Leitlinien als Grundlage eines Qualitätsmanagementsystems. QualiMed 6 (1998) 8-12

Hauke, Eugen: Qualitätssicherung im Krankenhaus, Wien (1991)

Hauser, E.. Qualitätszirkel als Innovationsinstrument, Zschr. f. Führung und Org. 3/1991: 215-220

Häussler, B.: Hürdenlauf - Qualitätssicherung in der ambulanten Versorgung, Mabuse 17 (1992) 28-31

Helou, A.; Perleth, M.; Bitzer, E. M.; Döring, H.; Schwartz, F. W.: Methodische Qualität ärztlicher Leitlinien in Deutschland, ZäfQ 1998: 421-428

Helou, A.; G. Ollenschläger: Ziele, Möglichkeiten und Grenzen der Qualitätsbewertung von Leitlinien. Zschr. ärztl. Fortbildung Qualitätssicherung (ZaeFQ) 92 (1998) 361-365

Hermanek, P. (Hrsg.): Diagnostische Standards, Deutsche Krebsgesellschaft: Qualitätssicherung in der Onkologie, Band 3.1, München, Bern, Wien (1995)

Hermenek, P.: Standard, Richtlinie oder Leitlinie, Onkologe 4 (1998) 382-386

Hildebrandt, H.; A. Domdey: Disease Management, Die Ersatzkasse, 2 (1996) 50-54

Igl, G.: Kein neues Problem - Qualitätssicherung alter und behinderter Menschen gewinnt sozialpolitisch zunehmend an Bedeutung, Selbsthilfe 5-6 (1992) 54-57

Jaster, Hans-J.: Qualitätssicherung im Gesundheitswesen, Stuttgart (1996)

Kath, R.; K. Höffken: Bedeutung evidenz-basierter Entscheidungen für die internistische Onkologie, Onkologe 4 (1998) 387-393

Kaltenbach: Qualitätsmanagement im Krankenhaus, 2. Aufl., Meisungen (1993)

Keller, Thomas: Beziehungsmanagement im Arzt-Patienten-Verhältnis, Universitätsverlag, Wiesbaden 2002

Kellnhauser, E.: Die Sicherung der Qualität in der Krankenpflege, Die Schwester/Der Pfleger 30 (1991) 332-336

Kersting T. und Eichhorn S.: „Prüfung von Wirtschaftlichkeit und Qualität der Krankenhausbehandlung: Das Modell der amerikanischen Medicare Peer

Kirch Peter: „Qualität und Wirtschaftlichkeit – neue Wege zu einer gemeinsamen Verantwortung". DOK 3 (1998) 70-77

Korn v., Angela (Hrsg.): Qualitätssicherung in der allgemeinen Krankenpflege, Schriftenreihe Krankenpflege (Facultas BRO) Bremen (1994)

Kuhlemann/Majerus/Möller: „Qualitätssicherung im Krankenhaus, Trugschlüsse biometrischer Untersuchungen.. Deutsches Ärzteblatt 93, Heft 36(1996) 1747-1750

Kunzendorff, E.; U. Scholl; M. Scholl: Lebensqualität und Coping im Vergleich mehrerer Gruppen chronisch Kranker während der stationären Rehabilitation. Rehabilitation 32 (1993) 177-184

Kurrath-Lies, Gerda: Sicherung der Pflegequalität bei chronisch Kranken, Die Schwester/Der Pfleger 31 (1992)744-753

Kommission zur Weiterentwicklung der Rehabilitation in der GRV: Abschlußberichte: Band II, Arbeitsbereich "Sozialmedizinische Grundlagen" Frankfurt 1991

Bericht der Rehakommission des Verbandes Deutscher Rentenversicherungsträger: Empfehlungen zur Weiterentwicklung der medizinischen Rehabilitation in der gesetzlichen Rentenversicherung - insbesondere Teil II, Kap.5+9 sowie Teil III, Kap. 5+9, Frankfurt 1991

Kutz, R. u. Moschner, M.: Zwischenbericht I des Modellprojektes Verbundsystem Pflege. Hrsg.: Stadt Münster 1993

Kutz, R.: Konzept: Wohnortnahe Rehabilitation, Münster 1993, unveröffentlichtes Manuscript

Kutz, R.: Empirischer Zwischenbericht Teil I und II, Hrsg.: Stadt Münster 1994

Kutz, R. u. Moschner, M.: Zwischenbericht II Modellprojekt Verbundsystem Pflege, Hrsg.: Stadt Münster 1994

Kutz, R.: Schätzungen des Einsparpotentials der Stadt Münster durch die Pflegeversicherung, Münster 1994

Kutz, R. : Konzept Qualitätsmanagement in der Pflege, Münster 1994

Kutz, R. : Konzept Ambulante Rehabilitation, Münster 1994

Kutz, R. u. Moschner, M.: Zwischenbericht III Modellprojekt Pflege, Hrsg.: Stadt Münster 1995

Kutz, R. u. Moschner M.: Abschlußbericht des Modellprojektes Verbundsystem Pflege, Hrsg.: Stadt Münster 1995,

Kutz, R.: Empirischer Endbericht - Auswertung der Dokumentation des Informationsbüros Pflege, Hrsg.: Stadt Münster 1995,

Kutz, R.: *Transparent und kompetent - Modell der Qualitätssicherung und -kontrolle für die Pflegeversicherung -, Teil I , Altenpflege Forum 3, 1995,*

Kutz, R.: *Transparent und kompetent - Modell der Qualitätssicherung und -kontrolle für die Pflege-versicherung -, Teil II , Altenpflege Forum 4, 1995,*

Deutsche Gesellschaft für Gerontologie und Geriatrie: Fachbereich IV -Soziale Gerontologie und Alten-arbeit: Professionelle Pflege alter Menschen - Positionspapier -, Freiburg 1995

Kutz, R.: Um Verbesserung der onkologischen Versorgung bemüht - Das Tumorzentrum Regensburg , Uni-Zeitung Mai 1996

Kutz, R., F. Hofstädter, M. Hamzakadi: Tumorzentrum Regensburg - Qualitätssicherung am Beispiel des colorektalen Karzinoms, in 'Der Allgemeinarzt' 16/96, S. 1744-1750

Altenhofen, L.; Kutz, R. et. al.: Modellprojekt zur Früherkennung des kolorektalen Karzinoms, Zwischenbericht Regensburg, Köln 1997

Kutz, Rudolf: Psychosoziale Ansätze in der Onkologie, in 2.Onkologisches Symposium, Tumorzentrum Regensburg (Hrsg.) 1998:49-72

Altenhofen, L.; Kutz, R. et. al.: Zwischenbilanz des Modellprojektes zur Förderung der Früherkennung des kolorektalen Karzinoms, Forum (Zeitschrift der Deutschen Krebsgesellschaft) 1998, S. 84-93

Altenhofen, L., Brenner, G., Flatten, G., Hofstädter, F., Kutz, R., Oliveira, J.: Modellprojekt 'Früherkennung des kolorektalen Karzinoms', Abschlußbericht, Köln, Regensburg 1999

Kutz, R.: Aspekte der Patientenzufriedenheit, in 3. Symposium des Tumorzentrums (Hrsg.), Regensburg 1999: 1-15

Dammer R., V. Bonkowski, R. Kutz, J. Friesenecker, T. Schüsselbauer : Die Früherkennung von Mehrfachtumoren bei der Primärdiagnostik oraler Karzinome mit Hilfe der Panendoskopie; MundKieferGesichtsChir (1999) 3:61-66

Kutz, R., G. Wölfl, E. Grünzinger, F. Hofstädter: Externe Qualitätssicherung am Beispiel colorektaler Karzinome - Tumorzentrum Regensburg -, DKG - Forum 8/1999, S. 659-64

Kutz, R.: Patientenzufriedenheit in der onkologischen Versorgung - eine Pilotstudie - München 2003, http:www.grin.de.

Kutz, R.: Qualitätsmanagement in der empirischen Sozialforschung - Qualitative vs. quantitative Sozialforschung –. München 2003, http:www.wissen24.de

Kutz, R.: Studienbrief: Medizinsoziologie, Hrsg: DIPLOMA-Private FH Nordhessen 2003

Kutz, R.: Theorie und Anwendungsbereiche der Analytischen Soziologie, München 2004, http:www.wissen24.de

Kutz, R.: Transparent und kompetent - Modell der Qualitätssicherung und -kontrolle für die Pflegeversicherung -, Teil I, Altenpflege 'Forum' 3 (1995) 81ff.

Kutz, R.: Transparent und kompetent - Modell der Qualitätssicherung und -kontrolle für die Pflegeversicherung -, Teil II, Altenpflege 'Forum' 4 (1995) 105ff.

Kutz R., G. Wölfl, E. Grünzinger, F. Hofstädter: Externe Qualitässsicherung am Beispiel colorektaler Karzinome - Tumorzentrum Regensburg -, DKG - Forum 8/1999, 659-664

Lauterbach, Karl, W.: Die Möglichkeiten und Grenzen von Managed Care.
In III. Asklepios Symposium 1997, Hrsg: Asklepios Kliniken GmbH (1998)

Luhmann, Niklas: Medizin und Gesellschaftstheorie, MMG 8 (1983) 168-175

Möller, Johannes: (1998) EFQM - Das Europäische Modell für ein Umfassendes Qualitätsmanagement im Gesundheitswesen, in III. Asklepios Symposium 1997, Hrsg: Asklepios Kliniken GmbH

Müller, J.: Manage Care in USA: Welche Erfahrungen sind auf Deutschland übertragbar. III. Asklepios Symposium, Wiesbaden 1997

Muller-M: Participative management in health care services. Curationis. 1995 Mar; 18(1): 15-21

Nagorny, H.-O.; Faus, G.; Plocek, M.: Qualitätsmanagement im Krankenhaus, ZaeFQ 1998: 208-214

Paeger, A.: Vom AMIQ-Baustein „Prozeßqualität zum Pathway Management und Disease Management, IV. Asklepioskongress, Wiesbaden 1998

Paeger Axel: „Ärzteschaft und Controlling: auf dem Weg zur Profit-Center-Idee". Gesundheitsökonomie & Qualitätsmanagement 2 (1997) 144-147

Paeger Axel: Quality improvement in Germany, Journal on Quality Improvement 1, 1997, 6-14

Paeger/Möller: „Interne Qualitätssicherung im Krankenhaus". f&w 3/97 14. Jahrg.: 242-245.

Piechowiak, H.: Soziamedizinische Analyse: Wie krank sind Reha-Antragsteller. Öff. Gesundh.-Wes. 50 (1988) 572-578

Piechowiak, H.: Evaluation der sozialmedizinischen Begutachtung, Öff. Gesundh.-Wes. 51 (1989) 599-603

Pientka, L.: Die Bedeutung evidenzbasierter Entscheidungen für die Gesundheitspolitik, Der Onkologe, 7 (1999) 577-580

Porszolt, F.: Können Standards die internistische Therapie für den Patienten transparent machen? Der Onkologe, 5 (1998) 436ff.

Porszolt, F.: Evidence-Based Medicine: Attitüde-Skills-Knowledge Die Reiehnfolge ist entscheidend. Gesundh.ökon.Qual-manag. 3 (1998) 192-197

Rath Thomas: „Qualitätssicherung im Krankenhaus. Warten auf den Durchbruch". DOK 3 (1. Febr. 97) 90-94.

Rau, Ferdinand: DRG-Einführung in Deutschland, ZaeFQ 2002: 498-504

Riegel Theo: „Qualitätssicherung im Krankenhaus aus der Sicht der Kostenträger". Das Krankenhaus 12/97. 725-738.

Rienhoff, O.: Qualitätsmanagement, in Schwartz, F. W., Badura, B., Leidl, R., Raspe, H., Siegrist, J. (Hrsg.): Das Public Health Buch, (1998) 585ff.

Robinson, J.C.: Deecline in Hospital Utilization and Cost Inflation Under Managed Care in California. JAMA Oct. 2 (1996) 1060-1064

Ruprecht Thomas M.: „Qualität im Gesundheitswesen".. Gustav-Fischer-Verlag. 1997: 75-81

Sachverständigenrat zur konzertierten Aktion im Gesundheitswesen: Jahresgutachten 1989, Bonn 1991

Sachverständigenrat für die konzertierte Aktion im Gesundheitswesen: Gesundheitsversorgung und Krankenversicherung 2000, Sachstandsbericht, Bonn (1994)

Sachverständigenrat für die konzertierte Aktion im Gesundheitswesen: Jahresgutachten 2000/2001, Bundestagsdruchsache 14/5660/5661, Bonn 2001

Selbmann, Hans-Konrad: (1998) Qualitätsstrategien für das Gesundheitswesen von morgen, in Asklepios Kliniken GmbH: IV. Asklepios Kongreß, Kronberg 1998

Selbmann, Hans-Konrad (Hrsg.): Evaluation qualitätssichernder Maßnahmen in der Medizin, Beiträge zur Gesundheitsökonomie 30, Gerlingen 1995

Selbmann, Hans-Konrad: Messen der Qualität, in Eichhorn P., Seelos H.-J., Schulenberg J.-M. (Hrsg.): Krankenhausmanagement, Müchen Jena 2000

Schmitz, Harald; Bauder, D.; Jacob, M; Schindler,I.: Kalkulation von Fallkosten in einem deutschen DRG-System, Das Krankenhaus 2002: 111-112

Schoppe, Chriastiane; Walger, Martin: Krankenhausspezifische Zertifizierungsverfahren KTQ startet 2002 (Teil II), Das Krankenhaus 2002: 15-20

Schöffski, Oliver; J.-Matthias Graf v.d. Schulenburg (Hrsg.): Gesundheitsökonomische Evaluation, Berlin Heidelberg 2002

Schumacher, Martin; Schulgen, Gabi: Methodik klinischer Studien, Springer, Berlin Heidelberg 2002

Schütze, F.: Die Technik des narrativen Interviews in Interaktionsfeldstudien, Arbeitsberichte und Forschungsmaterialien der Fakultät für Soziologie, Bielefeld 1977

Schuntermann, Michael, F.: Konzepte zur Beurteilung medizinischer Rehabilitationsmaßnahmen durch den Rentenverischerungsträger, Deutsche Rentenversicherung 4-5 (1988), 238-265

Schwartz, F.W., Badura, R. Leidl, H. Raspe, J. Siegrist: Das Publik Health Buch; München-Wien -Baltimore (1998)

Schwartz/Perleth: „Ein neuer Standard in der Qualitätssicherung: Die systematische Einbeziehung externer Wissensressourcen". Gesundh.ökon. Qual.-manag.2 (1997) 107-113.

The Joint Commission: „Journal on quality improvement" S. 40-47

Thiel, Volker; Steger, Kai-Uwe; Josten, Cornelia; Shemmer, Eckard: Evodence-based Nursing – missing link zwischen Forschung und Praxis, Pflege 2001: 267-276

Viethen, Gregor: Qualität im Krankenhaus - Grundbegriffe und Modelle des Qualitätsmanagements, Stuttgart 1995

Viethen, Gregor: Qualität rechnet sich - Erfahrungen zum Qualitätsmanagement im Krankenhaus, Stuttgart 1996

Viethen, G.; T. Dombert; M. Klinger; S. Lachmann; C. Bürk: Ein Trendinstrument zur Erhebung von Patientenzufriedenheit: Die Lübecker Fragebogen-Doppelkarte. Gesundh. Ökonom.Qual.manag. 2 (1997) 50-53

Walger Martin: „Qualitätssicherung in der stationären Versorgung". Das Krankenhaus 12/97: 721-724

Werntges, Axel: Die Prozeßmodule-Dokumentation und -optimierung mittels eines Handbuches gemäß der DIN EN ISO 9001, in III. Asklepios Symposium 1997, Hrsg: Asklepios Kliniken GmbH (1998)

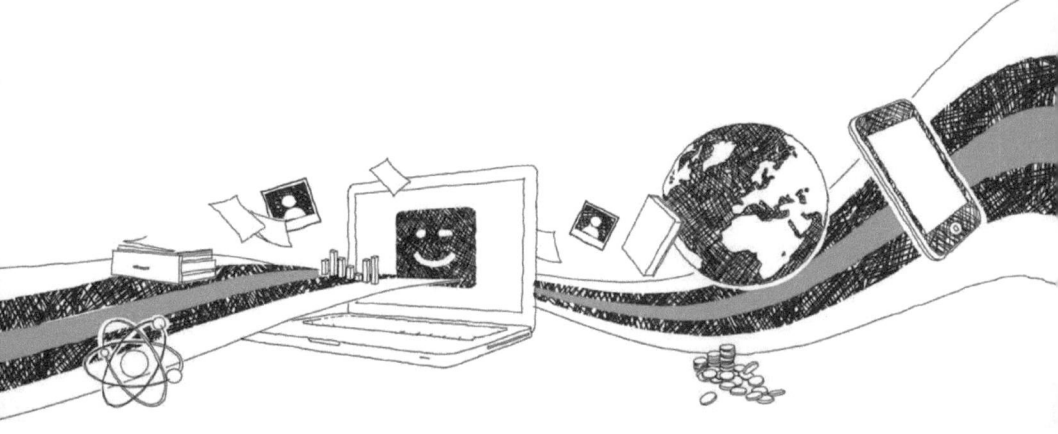
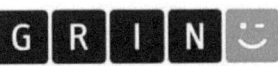